# EXTREME BAUCH FETT VERLUST

ZEIT ZUM BRENNEN HINUNTER DIESE FETTE IN IHREM KÖRPER INNERHALB KÜRZESTER ZEIT

*Autor von*

**Dr. Mike Drew**

# BESCHREIBUNG DES BUCHES

Ist Fat Belly dein Hauptproblem? Du musst jetzt keine Sorgen mehr, weil dieses Buch Sie alle empfohlenen Techniken und Beratung basierend auf bewährten Praktiken durch jahrelange Forschungen am Bauch Fettverbrennung zur Verfügung stellt.

Dies ist eines der häufigsten Probleme unser Leben jeden Tag. Eines der grundlegenden Wahrheiten über unseren Körper ist, dass es extrem flexibel in seinen natürlichen Weg und der beste Weg, um Bauchfett schneller zu verlieren durch harte Arbeit in einer einwandfreien Weise und motiviert in regelmäßigen Abständen ist.

Der wichtigste Punkt dieses Buches ist, Ihnen beizubringen, die Rückgrat-Grundsätze der Ernährung, körperliche Übungen, guten Schlaf, ausreichend Wasser trinken, pflegen Ihren Bauch und andere bessere Wege zu helfen, diese Fette in Ihrem Körper loswerden. Auch ältere Frauen mit Bauch Fett Problem nicht zurückgelassen werden, alle besten und empfohlenen Tricks sind arbeiteten in diesem Buch voller Weisheit. ÜBERSCHÜSSIGE Fette in unserem Körper können zu viele Körper Komplikationen führen und schließlich zum Tod führen. Dieses Buch hilft Ihnen durch einfache Techniken verwenden, die Sie in die richtige Richtung, um Ihre Ziele zu erreichen wird wirksam. Mit Zeit und Übung servieren Ihnen diese Techniken im Laufe eines Lebens der Aufrechterhaltung einer gesunden Gewicht und Fitness-Level.

Dieses Buch bringt auch Sie durch die Art der Mahlzeiten mit guten und schlechten Fetten. Obwohl Fette meist ungesund gelten, gibt es diese Fette, die gut für unsere Gesundheit sind.

# INHALTSVERZEICHNIS

# EINFÜHRUNG

Meist durch unsere Art zu leben, Bauchfett haben wird ein häufiges Problem für Frauen und Männer. Dies wird ein Problem über einen langen Zeitraum hinweg und wir haben wirklich gekämpft, diese Situation zu beheben. Ob es besser aussehen oder gesund sein, die Tatsache ist sowohl Frauen als auch Männer manchmal kämpfen Sie, um dieses Gewicht zu verlieren. Dies führt wiederum zu Frustration und schließlich gehen wir zurück auf die alte Art, Dinge zu tun.

In diesem Buch werde ich versuchen, einige der häufigsten Probleme anzugehen, die Sie stoßen haben können wenn verlieren Bauchfett und wie man sie überwinden kann. Wir werden einige der beliebtesten Übung Regime heraus dort heute überprüfen und wir werden einige der häufigsten Diät Missverständnisse, die letztlich geführt haben auch überprüfen, einige Männer und Frauen zum Scheitern.

Wenn Sie zu jedem Zeitpunkt unwohl oder besorgt über alle die Ratschläge in diesem Buch gefunden fühlen; Bitte prüfen Sie zuerst mit Ihrem Arzt. Dieses Buch ist nur als eine sehr vereinfacht-Leitfaden für Fettabbau und erhöhte Fitness mit dem Ziel der Verbesserung Ihrer allgemeinen Gesundheit auf lange Sicht Bauch.

Halten Sie auch daran, dass letztendlich die Macht zu verlieren Bauchfett ist in dir. Solange Sie halten Sie sich an eine Übung Regime und sehen, was Sie essen, dann kann ich garantieren, dass du Erfolg auf Ihrer Reise haben wirst und als mit Millionen anderer Menschen Sie werden die Vorteile hervorragende Verbesserung der Gesundheit und fitness

Die Absicht dieses Buches ist nicht einfach, Ihnen beizubringen, was fern zu bleiben, wenn es darum geht, Ihr Fett-Verlust-Beschäftigungen, sondern auch zu erklären, wie man über Ihren Bauch Fett Plan Ziele zu erreichen, in eine sichere und dauerhafte Weise effizient und erfolgreich.

# KAPITEL 1

# VERSTÄNDNIS BAUCH UND STOFFWECHSEL-RATE

WAS IST BAUCH FETT

Bauchfett ist in zwei Formen eingeteilt:

Viszerales Bauchfett – diese Art von Fett befindet sich innerhalb der Bauchhöhle, was bedeutet, dass es viel tiefer in der Haut und zwischen den inneren Organen.

Subkutane Bauchfett – findet sich diese Art von Fett zwischen Abdominal-Muskeln und der Haut.

Subkutane und viszeralen Bauchfett verleiht Ihren Bauch ein schlecht aussehen und definitiv unattraktiv aussehen. Da viszerales Bauchfett tiefer zwischen den inneren Organen vorkommt, setzen es sehr Ihre Gesundheit aufs Spiel. Auch trägt diese Art von Fett zu viele Krankheiten, die zum Tod führen können.

WISSEN SIE IHRE STOFFWECHSELRATE

Wissen Ihre Stoffwechselrate ist der Schlüsselfaktor, um Ihr Bauchfett zu reduzieren.

Stoffwechsel ist der Prozess, mit denen der Körper Nahrung in Energie umzuwandeln. Ohne diese Energie kann unser Körper in der richtigen Weise funktionieren. Die Energie wird in Form von Kalorien. Jede Funktion des Körpers stützt sich auf den Stoffwechsel zu einem gewissen Grad.

Stoffwechsel umfasst die physikalischen und chemischen Veränderungen, die in den Zellen des Körpers auftreten. Aktivitäten im Körper erfolgt durch den Prozess der Stoffwechsel und die Zellen brechen Chemikalien und Nährstoffen, Energie zu erzeugen. Effizienten Stoffwechsel benötigt sauerstoffreiches Blut, Glukose und Nährstoffe. Enzyme sind die Moleküle, aus denen Stoffwechsel geschehen, und Nährstoffe sind Vitamine und Mineralstoffe, die als wichtige Coenzyme fungieren. Mangel an Nährstoffen verursacht Fehler in bestimmten Stoffwechselfunktionen, die Symptome von Krankheiten entstehen.

Verschiedene Faktoren beeinflussen Ihre metabolische Rate:

(1) Alter - nach Alter von dreißig, Stoffwechsel neigt zu verlangsamen.

(2) Geschlecht-Frauen neigen dazu, langsamer als Männer Kalorien zu verbrennen.

(3) Muskelmasse - je mehr Muskeln Sie haben, desto höher sind Ihre metabolische Rate.

(4) Aktivität level - je mehr Sie sind desto höher aktiv Ihre metabolische Rate.

(5) Gene - dort können eine geerbte Aspekt sein; Manche Menschen neigen dazu, schneller Stoffwechselrate als andere zu haben.

Wenn Sie eine ausgewogene, gesunde Ernährung und viel Bewegung Essen und halten Sie Ihren Körper in Höchstform läuft, wird Ihr Stoffwechsel schnell Kalorien verbrennen. Eine breite Palette von Themen Hilfe in Ihren allgemeinen Gesundheitszustand zu maximieren und pflegende Ihren Körper fit halten, die hilft Ihrem Körper funktionieren an seiner Kapazitätsgrenze und steigern Sie Ihren Stoffwechsel.

Wie Sie Ihre Reise durch dieses Buch und viele wichtigen Themen, die Sie beginnen zu einem besseren Verständnis von, wie man effektiv verlieren und halten Sie überschüssiges Bauchfett führen wird, gibt es einige wichtigen metabolische Überlegungen, die müssen verstanden und akzeptiert in Reihenfolge für Sie am besten die Informationen anzuwenden, die bedeckt ist. Wir alle haben unterschiedliche Eigenschaften als Individuen, die wir von unseren Eltern geerbt haben. Unsere Augenfarbe, unsere Höhe, der Klang unserer Stimmen und viele andere Merkmale sind Bestandteil der Mischung der Merkmale, dass jeder von uns bei uns, trägt wie wir unser Leben leben. Diese Mischung aus Eigenschaften, die wir alle Erben gehören unsere Tendenzen Fett zuzunehmen. So wie unsere Augenfarbe, die Höhe oder die Stimmen sehr verschieden von einander sind, so können auch den Stoffwechsel und Körperfett Eigenschaften, die wir übernehmen und tragen mit uns lebenslang sein.

Wie Sie vorankommen mit der Ausarbeitung eines Plans zur Kontrolle über Ihr Bauch Fett Niveau zu nehmen, ist es wichtig, dass Sie akzeptieren, dass wir nicht alle gleich sind, wenn es darum geht, unseren Stoffwechsel. Es ist auch wichtig, dass Sie verstehen, was Sie in Bezug auf Ihre eigenen metabolischen Eigenschaften einzigartig. Geht es um Bauchfett zu verlieren, ist es wichtig, dass Sie verstehen, was macht die einzigartige Stoffwechselrate, die Sie behandelt worden sind, um einen Plan für den Fettabbau zu entwickeln.

Sie haben wahrscheinlich schon erkannt, ob Ihr Stoffwechsel auf die schnelle oder langsame Seite ist, und wenn Sie mit Übergewicht gekämpft haben Sie sicherlich bemerkt haben, dass Sie dazu neigen, in bestimmten Bereichen mehr als andere Gewichtszunahme. Diese Dinge über sich selbst zu erkennen, haben Sie wahrscheinlich auch erkannt, dass andere metabolische Tendenzen und Körperfett Merkmale, die anders sind als Ihre eigenen besitzen. Während Sie diese Arten von allgemeinen Erkenntnisse über Ihre Tendenzen in Richtung Fett in Ihrem Bauch zu gewinnen bereits gemacht haben dürften, gibt es einige spezifische metabolische Einflüsse, die Sie genauer betrachten sollten, um besser zu verstehen, die einzigartigen metabolischen Eigenschaften, die Sie tragen und die einzigartigen Weg, die Sie ergreifen, um die Kontrolle über Ihr Körperfett zu gewinnen.

Metabolische Einflüsse wie die Gene, die Sie von Ihren Eltern geerbt haben, haben die metabolische Eigenentwicklungen, die aufgetreten sind, während Sie bei Ihrer Mutter und der Lebensstil, die Sie wuchs bis zu diesem Zeitpunkt in Ihrem Leben alle Verdienst gemacht, dass einige bis zu der Überlegung bevor Sie beginnen, die Besonderheiten Ihrer Bauch-Fett-Verlust-Plan zu entwickeln. Es ist wichtig, dass Sie die Rolle, die solche Faktoren spielen verstehen bei der Bestimmung einer Person Tendenzen in Richtung Körperfett zu gewinnen, so dass Sie beginnen können, zu analysieren, wie sie speziell auf Sie zutreffen. Dies ermöglicht Ihnen, besser zu verstehen, Ihre eindeutigen Situation und wie man am besten zusammen einen Plan, um alle metabolischen Herausforderungen zu berücksichtigen, die in Ihrem Körper existieren würden, wie Sie Ihre Bauch-Fett-Verlust-Ziele verfolgen.

Diese Vorteile auch für die durchschnittliche Person können eine erheblich verbesserte Haltung bedeuten, was wiederum Vertrauen zu stärken und Ihnen ein gutes Gefühl über sich selbst zu helfen.

Arbeiten im gesamten Bauchbereich die Taille optisch schlanker wirken, auch wenn es nicht dadurch verschärfen wird.

Mit eine engere Taille sehen Sie besser in der Kleidung; und sehen auch ziemlich gut aus der Kleidung zu

Dieses Buch konzentriert sich auf schnelle Bauch Fett Techniken und Tricks, die Ihnen hilft loszuwerden überschüssige Fette in Ihrem Bauch. In diesen Tagen Menschen haben weniger Zeit, die Dinge zu tun, was, denen Sie wollen, oder tun müssen, und das schließt halten Fit und gesund. Wenn Sie gewidmet und bemüht, zu reduzieren, dass überschüssige Fett in Ihrem Bauch machen Sie immer Zeit für Bewegung.

Dein Körper ist eine Zusammenarbeit der Systeme, die zusammen arbeiten. Gerade wie mit einem Auto oder andere Maschine, hängt die Effizienz jedes einzelnen Systems oder eines Teils der anderen. Beispielsweise wenn Sie körperliche oder medizinische Probleme haben kann es Ihre emotionale und umgekehrt beeinflussen. Um Ihr Bestes zu fühlen müssen alles zusammen in einem glatten Ansatz arbeiten.

Unser Körper erneuern ständig Gewebe und Zellen, Toten, sterbenden oder schwach zu ersetzen. Dies ist ein Teil des Stoffwechsels genannt Anabolismus. Dieser Begriff bezieht sich auf die Schaffung von neu. Ein weiterer Teil des Stoffwechsels ist Katabolismus. Dieser Begriff bezieht sich auf den Abbau von Energie um den Brennstoff zu liefern, den der Körper braucht um zu funktionieren.

Wann sind Sie Energie, ausüben, wie z. B. Wenn Sie trainieren, Ihr Körper mehr Sauerstoff benötigt und natürlich zusätzliche Energie. Katabolismus wird automatisch kick und Ihr Körper beginnt konvertieren, oder brechen Essen (Kalorien), in nutzbare Energie. Manchmal, je nach Situation, kann Ihr Körper tatsächlich beginnen Abbau von Fett, als diese Energie genutzt werden.

Im Wesentlichen besteht Stoffwechsel aus zwei völlig gegensätzliche Funktionen. Gehört das Gebäude der oder Schaffung von Zellen und der andere ist der Abbau Down oder Umwandlung von Kalorien in Energie.

Dies ist das Verhältnis zwischen Stoffwechsel und Körper-Fett-Management.

Ihr Körper verbraucht Kalorien in die Art, wie, die Sie zur Zeit benötigt werden, die sie verbraucht werden. Bei aller Zeiten Ihr Körper braucht Treibstoff nur weiterzumachen. Je nach Ihr Aktivitätsniveau benötigen Sie mehr oder weniger Kalorien, effizient zu funktionieren. Manche Menschen haben höhere Stoffwechselrate als andere. Einige regelmäßig trainieren, das baut Muskeln und Muskeln Überstunden bei der Verbrennung von Kalorien für sie.

Der Punkt ist, dass durch die Entwicklung von Muskeln Sie Kalorien während der Tätigkeit verbrennen und Ihre Stoffwechselrate erhöht, weil Sie Muskeln haben, die Nahrung brauchen. Aerobe Übung ist für diese große. Ihr Körper wird mehr Kalorien auf den Prozess der Verbrennung von Kalorien verbrauchen; brechen sie für die notwendige Energie, um auszuüben und Zellen für die Muskeln zu schaffen, ist es definitiv eine großartige Möglichkeit, Ihre Stoffwechselrate zu verwalten.

Durch das Verständnis, dass die Art und Weise Stoffwechsel funktioniert Sie finden mehr leicht Wege zu verwalten und zu bearbeiten. Diese Kontrolle führt zu leichter Körper Fett Management. Verlieren Bauchfett kann nun eine Angelegenheit der Verwaltung Ihre Stoffwechselrate und richtige Ernährung geworden. Dies macht Bauchfett zu verlieren, viel einfacher und schneller.

# KAPITEL 2

# DIE RICHTIGE EINSTELLUNG FÜR DEN FETTABBAU ZU ENTWICKELN

Alles Gute im Leben zu erreichen erfordert viel Engagement und Entschlossenheit, gilt auch für Fettabbau Plan Bauch. Sie müssen voll und ganz verpflichtet, in Ihrem Bauch Fettabbau Ziele erfolgreich sein.

Es ist wichtig zuerst zu wissen, die richtige Einstellung zu folgen, so dass Sie völlig sich Ihr Bauch Fett Verlust Ziel widmen können, die zum Erfolg führen wird.

Es braucht viel Entschlossenheit und Konzentration zu trainieren und eine Diät-Plan zu folgen. Sie fühlen sich wie ein ständiger Kampf konzentriert werden und in Form zu bleiben.

Es ist schwierig, Bauch Fett-Verlust-Plan zu folgen, weil jeden Tag haben Sie viele Versuchungen herumwirbelt, die Sie aus der Bahn führen könnten. Musst du selbst steuern von Heißhungerattacken, die schwer zu ignorieren sein könnte, und Sie haben wesentliche Änderungen an Ihrer regelmäßigen Routine zu bewältigen, so brechen Sie die Gewohnheiten, die verursachen Sie mehr Fett zu speichern sind.

Darüber hinaus müssen Sie auch den Stress des täglichen Lebens sowie die Anforderungen an Ihre Arbeit, Familie und Ihre Freunde verwalten. Sie werden überwältigt, und Sie haben keine Wahl aber, diese Dinge in Ihrem Leben, halten Sie sich an Ihren Bauch Fett-Verlust-Plan und ein würdiges Leben zu jonglieren.

Fett zu verlieren ist nicht einfach. Das ist, warum die meisten Menschen scheitern oder auf ihren fetten Bauch-Verlust-Plan aufgeben. Es ist leicht zu denken, dass Sie, Sie sich selbst berauben sind und fühlt sich alles gegen Sie arbeitet. Daher empfiehlt es sich, die richtige Einstellung zu finden, sobald Sie Ihren Bauch Fett Verlust Reise beginnen, so können Sie diese Hürden überwinden und bleiben Sie auf dem richtigen Weg für den Fettabbau Bauch.

Engagement ist ein Zustand des Geistes, die Sie benötigen, um durch Entschlossenheit, Motivation, positives Denken und Willenskraft zu erreichen.

(1) Identifizieren Sie Ihre Gründe - der erste Schritt besteht darin, Ihre Gründe zu erfahren, warum Sie Bauchfett verlieren wollen. Dies hilft Ihnen die Motivation und die treibende Kraft musst du bleiben Sie verpflichtet und halten Sie Ihre Pläne, bis Sie die Ergebnisse erhalten, die Sie wünschen zu finden. Warum wollen Sie Bauchfett verlieren? Machst du es für Schönheit oder Gesundheit? Unabhängig von den Gründen ist es entscheidend, sie gezielt zu identifizieren.

(2) Einstellung, die Ihr Ziel - der nächste Schritt besteht darin, bestimmte Ziele zu setzen, damit Sie Ihre Ziele definieren können, die Sie für die Arbeit beginnen können. Es ist ideal, genau wie möglich, so dass Sie wissen genau, was Sie erreichen wollen. Anstatt zu sagen, Sie Fett verlieren wollen, können Sie definieren, dass es verlieren mehr wie 50 Pfund Fett in drei Monaten. Indem Sie bestimmte Fettabbau Ziele einrichten, können Sie Ihre Fortschritte genau sehen.

(3) Ihren Plan - einen weiteren Schritt besteht darin, einen Plan, wie Sie sie erreichen können. Werfen Sie einen Blick auf Ihre aktuelle Situation und geben Sie die wichtigen Änderungen und die Handlungsschritte, die Sie ergreifen, um Ihr Ziel zu erreichen müssen.

Wappnen Sie sich mit den besten Strategien um an Ihren Plan halten, indem sie realistisch und angenehm. Passen Sie eine Fitness-Regime für sich selbst, mit denen Sie verlieren Bauch Fett und besteht aus Übungen, die Sie genießen können. Befolgen Sie eine Diät, die gesunde Ernährung besteht.

Es ist auch wichtig, dass Sie Ihren Körper und Geist auf die Veränderungen vorbereiten, die Sie erleben werden. Sie müssen beachten, dass das Festhalten an Ihrem Plan einige harten Arbeit sowohl geistig als auch körperlich benötigen. Sie steigern Ihre Chance, mit Ihrem Bauch-Fett-Verlust-Plan erfolgreich zu werden, wenn Sie bereits, das Volumen der Mühe, die Sie ausüben wissen, bevor Sie tatsächlich die Reise beginnen müssen. Damit ist geringe Neigung, trotz der Versuchungen aufzugeben, weil Sie bereit sind.

Positives Denken ist auch entscheidend in jeden Bauch-Fett-Verlust-Plan. Es ist oft leicht zu Konzentration zu verlieren und aufgeben, wenn Sie negative Dinge zu denken. Sobald Sie beginnen, sich selbst und Ihr Bauch Fett-Verlust-Plan zu zweifeln, Sie leicht durch die Aufgabe überwältigt werden werden und so Sie nur könnte in der Mitte der Reise aufgeben.

Durch positives Denken bleiben Sie motiviert und entschlossen. Sie werden die richtige Einstellung entwickeln, dass Sie alles tun können, sobald Sie in Mühe geben. Diese bieten Ihnen auch die positive Einstellung zur Erreichung Ihrer Ziele für Ihren Bauch Fett Verlust.

Zu guter Letzt müssen Sie erkennen, dass Sie einen gesunden und sexy Körper verdienen. Dies ist vielleicht der wichtigste Schritt beim Erstellen der richtigen Einstellung, die Ihnen helfen, Bauchfett zu verlieren. Sie müssen erkennen, dass Sie verdienen es, glücklich und gesund sein. Zuviel Fett im Körper zu verschiedenen gesundheitlichen Bedenken führen könnte und könnte sogar zu geringes Selbstwertgefühl. Mit der richtigen Einstellung werden Sie feststellen, dass Sie sind in der Lage erreichen die Stelle, die Sie wollen und das Leben, was Sie wollen.

Denken Sie daran, dass Fett um den Bauch zu verlieren eine schwierige Aufgabe ist. Es stimmt das Sprichwort, kein Schmerz kein Gewinn. Aufbau der Körper gewünschte wird nicht über Nacht geschehen. Aber sobald Sie die richtige Einstellung für den Fettabbau Bauch zu entwickeln und Sie sich mental auf die bevorstehende Aufgabe bereiten, dann sind Sie zwei Schritte vor dem Spiel.

KAPITEL 3

# WASSER

Wasser dient als eine wichtige Schlüsselrolle Faktor für unsere Gesundheit. Der menschliche Körper hat durchschnittlich 68 % aus Wasser und je nach Körperteil oder Gewebe, das Wasser reicht von 5 % bis 93 %. In der wässrigen Umgebung lassen Sie der Körper überschüssige und auch nicht wieder verwertbare Produkte sowie das Blut und das lymphatische System trägt Weg die Ausscheidung über Nieren, Darm Traktate, Haut und Lunge.

Mineralien sind nicht leicht aus der normalen Ernährung bekommen, die Menschen konsumieren, so dass sie entscheiden, um Mineralwasser zu nehmen. Ungenügende Versorgung mit Wasser im Körper könnte Niere Zerstörung erstellen, deshalb, weil die Nieren zur Ausscheidung von Giftstoffen aus dem Körper verantwortlich ist. Wenn der Körper Wasser fehlt es verursacht einige gravierende Schäden an den Körper und die Giftstoffe sammeln sich im Bindegewebe Muskel. Wasser besteht aus einer Kombination von zwei Ionen H Ion und OH-Ionen, die im Körper fast gleich sind. Wenn das Wasser im Körper im Übermaß der H + - Ionen (Säure) oder OH-Ion (alkalisch) Gleichgewicht und Säure im Körper zu verhindern

Dennoch ist Wasser das wichtigste in den Fettabbau Bauch wobei beim Stoffwechsel Reaktionen es hilft bei der Ausscheidung von Giftstoffen aus dem Körper auftreten, weil der Prozess der Ausscheidung erfolgt nur mit einem synthetischen

Reinigungsmittel und Transport-Tool, das Wasser ist. Das exaktere gleiche Konzept gilt auch für die Sanierung der alle Gefäße im Körper. Sie sollte reines Wasser kein Mineralwasser oder Saft oder Kaffee für einen besseren Stoffwechsel Reaktion und Gesundheit Körper verbrauchen. Sicherstellen Sie, dass das Wasser nehmen Sie nicht mit Schadstoffen verunreinigt ist, weil viele Menschen für den Geschmack des Wassers anstatt seine Reinheit gehen. Wasser ist mit YOUR LIFE gleichgesetzt, so dass Ansicht als eine Medikation oder das Getränk, das Sie sind verpflichtet, jeden Tag durch den Verzehr von mindestens 4-5 Gläser reines täglich Wasser

Für die Entfernung von Giftstoffen und Ausscheidungsorgane braucht unser Körper Wasser, denn es ist die größte organische Lösungsmittel. Leute fragen, wir verbrauchen sollte, es kalt oder warm? Warmes Wasser ist gesünder und effizienter zu gestalten. Es hat eine viel höhere reinigende Kraft im Gegensatz zu kaltem Wasser. Der Körper verbringen viel Energie, um den Körper wieder auf seine normale Temperatur zu bringen. Warmes Wasser ist in der ayurvedischen als entgiftende sowie ein Aktivator des Stoffwechsels. Kaltes Wasser ausgeschieden werden können, nach 6 Stunden. Während lauwarmes Wasser nach nur 1 1/2 Stunden integriert ist.

Darüber hinaus dieses ein weiterer entscheidender Punkt auf wie Wasser hilft, wenn es darum geht, Fettabbau Bauch. Während der Konsum von kaltem Wasser sind mehr Kalorien verbraucht, zu dem kalten Wasser erhitzt. Diese Kalorien, die gespeichert sind, wie eine Fette im Körper sind verbrannt daher reduzieren überflüssige und unerwünschte Fett in Ihrem Körper.

Wasser ist lebenswichtig. So stellen sie eine Routine konsequent kohlensäurehaltiges Wasser verbrauchen. Nach einer Weile werden Sie auf jeden Fall auch entdecken, dass Wasser eine bessere Medikamente. Wasser ist frei von Kalorien, nicht teuer und leicht zu erreichen und aus diesem Grund, Sie sollten immer sicherstellen, dass Sie mindestens 4-5 Gläser pro Tag nehmen.

KAPITEL 4

# BEWÄHRTE WORKOUT ÜBUNGEN

Ein komplette Routine Plan würde nicht nur bedeuten, eine Übung für die unteren Bauchmuskeln. Ihre Ernährung haben immer Auswirkungen auf wie Sie aussehen und sich fühlen. Wenn Sie trainieren, aber ungesunde Lebensmittel zu essen und die wichtigen Nährstoffe, die Ihr Körper braucht vergessen, um Bauchfett zu reduzieren, arbeiten Sie nur Ihren Weg in Richtung scheitern. Deshalb musst du eine fettarme, gesunde Ernährung leben.

Geverringert auf ungesunde Kohlenhydrate und Fette aus der Nahrung; beseitigen Sie, wenn du kannst. Stattdessen Vollkornprodukte, mageres Fleisch, Obst und Gemüse zu konsumieren. Besessen über das beste Programm für die unteren Bauchmuskeln werden nicht Sie nützen nichts, wenn Sie nicht, gesunde Mahlzeiten oft essen.

Es ist eine Tatsache, die nach ein Low-Fat, Low-Carb-Diät allein nicht ausreichen wird. Sie müssen einige Trainingseinheiten für Sie steigern Ihren Stoffwechsel durchführen.

BESTEN WORKOUTS FÜR EINEN DICKEN BAUCH FREI

Durch die Kombination von verschiedenen Arten von Übungen, können Sie Ihren flachen Bauch und beginnen, zu den fetten Bauch zu arbeiten, was Sie geträumt haben.


(1) Toning-Kern


Der Kern des Körpers besteht aus Gruppen von Muskeln, die den Rectus Adominus, einen großen Muskel läuft aus dem Brustkorb des Beckens enthalten; und die schrägen Muskeln, die sich zu beiden Seiten befinden.


(2) Brett bewegt sich


Plank Posen legte den Körper in einer anderen Position als Crunches und sind oft auch anspruchsvoller. Dazu gehören Übungen wie die Seite Planke, die Ihren gesamten Körper mit nur zwei Berührungspunkte mit dem Boden Unterstützung erfordern. Diese Übung ist einfach durchzuführen und noch anspruchsvoll genug für alle Fitness-Levels. Hier sind die Richtlinien um das Training effektiv auszuführen:


•Start durch liegen auf der einen Seite mit dem Ellbogen direkt unter der Schulter positioniert


Diese Ihre andere hand auf Ihre Hüfte und ziehen Sie Ihre Bauchmuskeln, wie Sie Ihre unteren Hüfte vom Boden anheben


Hold für mindestens 30 Sekunden vor dem Absenken nach unten


Nachdem Sie einen Satz auf einer Seite fertig sind, wechseln Sie Seiten und wiederholen. Wenn Sie feststellen, dass Sie sich halten können nicht, können Sie die Position ändern, indem er Ihre Hand auf dem Boden vor Ihnen statt auf Ihrer Hüfte. Wenn Sie stärker werden, werden Sie in der Lage, die Pose ohne zusätzliche Unterstützung länger halten. Plank Posen werden empfohlen, da sie die abs Muskeln herauszufordern. Zusammen mit Herz-Kreislauf helfen diese Bewegungen zu stärken und Ihr Kern, was zu einer schlankeren Mitte und einen gesünderen Körper insgesamt abspecken.

(3) Cardio Ziel Muskelaufbau

Cardio-Ziel Muskelaufbau allein ist nicht genug, um einen engen dicken freien Bauch zeigen. Es ist wichtig, etwas Cardio in Ihr Training um Bauchfett zu vergießen zu integrieren. Cardio verbessert auch die Ausdauer, was bedeutet, dass Sie in der Lage, durch schwieriger Training wie die Zeit vergeht. Hoch-intensive Intervalle und Ausdauertraining in einem langsameren Tempo Kalorien verbrennen und insgesamt Körperfett reduzieren helfen. Hampelmänner, Bergsteiger und hohe Knie können alle drinnen in allen Arten von Wetter erfolgen. Versuchen Sie für länger, weniger intensive Cardio laufen, Schwimmen oder Radfahren. Obwohl eine Vielzahl von sind Übungen zur stärken und Ton den Kern erforderlich.

(4) Die Crunch

Der Crunch ist eine hervorragende Übung für einen dicken Bauch frei. Es ist nicht schwer zu tun, als die regulären Sit-up, und es ist immer noch genauso effektiv auch Ihre Bauchmuskeln zu stärken. Die Art und Weise durchzuführen, das Knirschen ist durch:

Die Ellbogen, Knie knirschen

Dies ist eines der besten Workouts für einen flachen Bauch. Bevor Sie lernen, wie man diese Übung machen, wissen Sie, dass Sie nicht durchführen sollten, wenn Sie niedriger Rückenprobleme oder Nackenprobleme haben.

Die Art und Weise, diese Übung auszuführen sind:

Waageleinen auf Ihren Rücken und bringen Sie Ihre Knie bis zur Brust.

Portionsgläser Ihre Hände hinter den Kopf mit den Ellenbogen ausgefahren. Dann heben Sie Kopf und Schultern aus dem Boden. Heben Sie mit Ihrem Hals, aber der Aufzug mit dem abs nicht.

•Next Schritt soll ein Bein zu verlängern, wie Sie Ihren Körper verdrehen, so dass Ihre Ellenbogen auf die gegenüberliegende Knie kommt, die gebogen ist.

Atmosphärenöffnung drehen Sie in die entgegengesetzte Richtung ziehen Sie das längere Bein in Richtung zu Ihnen und gleichzeitig erweitern Sie das andere Bein, die, das Sie einatmen sollte.

•Try an den unteren zurück in den Boden gepresst, und halten Ihre Bauchmuskeln unter Vertrag, so dass Sie ausgewogen bleiben.

Fahrrad-Crunches

Fahrrad-Crunches sind effektiver, dass sie mehr als eine Gruppe von Muskeln gleichzeitig arbeiten. Durch diese Übung ausprobieren:

•First auf dem Rücken liegend

Diese Ihre Hände hinter den Kopf

•Bring Ihre Knie zu einem 90-Grad-Winkel.

•Without auf den Hals ziehen Drehen Sie Ihren Oberkörper nach links, bringen Ihren rechten Ellbogen zum linken Knie.

•At gleichzeitig erweitern Ihr rechte Bein über dem Boden. In die Mitte zurück und wiederholen Sie auf der anderen Seite, in einem Tempo, die bequem für Sie.

# KAPITEL 6

# ÜBERPRÜFUNG AUF IHRE ERNÄHRUNG

## LEBENSMITTEL, DIE GUT FÜR BAUCHFETT ZU VERLIEREN

Hier ist eine Liste von einigen der besten Lebensmittel, Bordstein zu helfen, die Bauch Fett und bringen Sie wieder auf die Strecke. Denken Sie daran, halten Sie sich an die Diät-Plan und stellen Sie sicher, folgen Ihre Routine-Übung um optimale Ergebnisse zu erzielen.

Bestimmte Arten von Lebensmitteln können Sie Fett zu verlieren, während andere Fette Aufenthalt in Ihrem Körper vor allem um den Bauch. Nach einer Diät bestehend aus Lebensmitteln, die reich an Eiweiß und Ballaststoffen kann Ihnen helfen mehr Fett zu vergießen und einen schlanken Körper zu erhalten.

## ESSEN ZU NEHMEN

(1) Reduzierung der Kalorienaufnahme

Frauen können ihre täglichen körperlichen Aktivität zu steigern, minimieren Sie ihre Aufnahme an Kalorien oder eine Kombination dieser Methoden verwenden, um Fett zu beseitigen. Mehr als oft nicht, helfen Limitierung auf Ihre tägliche Kalorienzufuhr, nicht um 500 Kalorien mehr als ein Pfund Fett zu beseitigen jede Woche Ihnen. Und wenn Sie Ihre Energie-Ausgaben von 500 Kalorien pro Tag erhöhen, damit können Sie etwa zwei Pfund Körperfett pro Woche loszuwerden.

(2) die Bedeutung von Ballaststoffen bei der Beseitigung von Fett

Faser hilft Ihrem Körper, fühlen sich voll, auch mit wenig Kalorien, das ist vorteilhaft für den Fettabbau. Es ist ideal, um in Ihrer Ernährung nicht stärkehaltige Gemüse wie Brokkoli, frische Paprika, Tomaten, Gurken, Sellerie, Blumenkohl, Pilze und andere Blattgemüse enthalten. Es wird auch empfohlen, Früchte mit niedrigem Kaloriengehalt wie Erdbeeren, Melonen und Äpfel enthalten. Auch Essen Sie, Hülsenfrüchten, Nüssen und Samen, die reich an Eiweiß und Ballaststoffen sind. Wählen Sie Vollkorn Brot, Müsli, Quinoa, und brauner Reis.

(3) Haferflocken ist sehr reich an Ballaststoffen, Vitaminen und Mineralstoffen sowie komplexe Kohlenhydrate.

Sie können schlicht, ungesüßte Müsli am Morgen essen. Um Geschmack zu verbessern, können Sie Früchte wie Bananen, Erdbeeren oder Kiwi hinzufügen. Sie können auch hinzufügen, Hafer, Frucht-Smoothies für zusätzliche Energie und Ihren Hunger zu kontrollieren.

(4) Erhöhung der Proteinzufuhr

Wählen Sie Nahrungsmittel, die reich an Protein, die Milchprodukte enthält. Basierend auf Forschung, Diätpläne, die Kalorien beschränkt sind kombiniert mit hohen Protein-Diät und Krafttraining zu mehr im Vergleich zu einem Programm mit proteinarme Diät Fettabbau führen. Achten Sie darauf, eiweißreiche Fleisch wie Geflügel, Eiweiß und Meeresfrüchte enthalten.

Rotes Fleisch wie Rind und Lamm sind die besten Quellen von Protein. Aber wählen Sie die schlanksten und sichtbares Fett loszuwerden. Neben Eiweiß ist rotes Fleisch auch eine gute Quelle für Eisen, Folsäure, essentiellen Fettsäuren und Vitamin B12. Achten Sie darauf, nicht zu über-rotes Fleisch um das Protein zu wahren Koch.

Fettarme Milchprodukte sind auch wie Quark, Milch und griechischen Joghurt empfehlen. Neben Eiweiß das sind sehr reich an Kalzium, die nicht nur Sie bauen starke und gesunde Knochen hilft, sie können auch Ihnen helfen, Fit zu bleiben.

Calcium signalisiert der Körper weniger Fett aufnehmen, reguliert den Blutdruck und hilft dem Körper, das Auftreten von Osteoporose zu verhindern.

LEBENSMITTEL ZU VERMEIDEN UND FÖRDERN DEN FETTABBAU

Sie können effektiv Körperfett verlieren, durch Beseitigung oder Einschränkung der Aufnahme von bestimmten Arten von Lebensmitteln, die den Fettabbau behindern können. Vermeiden Sie Lebensmittel mit raffinierten Getreide (Reis, Weißbrot und normalen Nudeln) und Backwaren. Diese sind wirklich sehr lecker, aber sie sind es nicht Wert. Diese gepackte Krapfen, Mini-Muffins oder Schokolade Cupcakes erhöht nur Ihre Aufnahme von Kalorien und Zucker, und sie sind auch nicht leicht zu verdauen.

Vermeiden Sie auch salzige Chips, frittiertes, fettreiche Fleisch wie Schwein und süße Getränke wie Limonaden, konservierte Fruchtsäfte, Limonade und gesüßter Tee. Ersetzen Sie diese Getränke mit Leitungswasser, gefrorenes Wasser. Sie können das

Wasser um den Geschmack zu verbessern Zitrone oder Kräuter hinzufügen.

Denken Sie daran, dass dies zur allgemeinen Orientierung auf Fettabbau Ernährung. Um sicher zu sein, müssen Sie einen Ernährungsberater konsultieren, der ist entscheidend, wenn Sie bestehende Krankheiten wie Diabetes, Arthritis oder Herzkrankheiten haben.

# KAPITEL 7

# AUSREICHEND SCHLAF

## WIE SCHLAF IM ZUSAMMENHANG MIT BODY FAT LOSS

Mit mehrere Untersuchungen, die alle über der Welt, es zeigt, dass Menschen Schlaf sind in der Regel haben höhere Prozentsätze von Körperfett. Schauen wir uns die drei Hormone, die davon betroffen sind. Diese Hormone sind:

(1) Ghrelin Hormon – dieses Hormon zeigen Hunger; Es sagt Ihnen, wann Ihr Körper braucht, um zu essen. Weniger Schlaf bewirkt eine Erhöhung der Ghrelin-Spiegel. Wenn Sie nicht genug Schlaf bekommen haben Sie mehr von dieser Hunger-Hormone, die Ihnen mitteilt, dass Sie hungrig sind.

(2) Leptin Hormon – dieses Hormon, die Ihnen sagen, wann Ihr Körper ist voll und Mangel an Schlaf verursacht einen Tropfen in Leptin. Haben Sie nicht genug Leptin erkennt nicht Ihren Körper, dass Sie satt sind und Sie sich für übermäßiges Essen setzen.

(3) Cortisol Hormon - Mangel an Schlaf kann die Produktion des Stresshormons Cortisol erhöhen. Cortisol ist am besten bekannt für die Erhöhung Bauchfett. Wenn Ihr Schlaf entzogen wird; Cortisol erhöht und Sie sind mit einem Risiko für höhere Bauchfett ob Sie ausbilden, oder nicht.

Warum Schlaf Ihren Körper Fettabbau Gesamtfortschritt auswirken können. Bist du hart trainieren, arbeiten Sie mit einer persönlichen Trainingsgruppe, richtige Ernährung und ausreichend Wasser trinken; versuchen Sie bei Ihren Schlaf-Muster. Mit den Strapazen des Alltags in unserer Gesellschaft wird Schlaf oft eine untergeordnete Rolle. Achten Sie darauf, mindestens 8 Stunden Schlaf pro Nacht zu bekommen und einige Bestandsaufnahme darüber, wie es Sie geistig und körperlich zu fühlen macht.

Schlaf ist eigentlich mit einer Menge von Hirnaktivitäten durchgeführt. Nervenzellen im Gehirn wirken als winzigen Schalter, drehen Ihren Körper auf und ab zwischen Wachsein und Schlaf. Wenn Leute wach sind, eine Chemikalie wie Adenosin langsam im Gehirn erhöht.

Diese Chemikalie bewirkt, dass Sie müde werden. Der Körper brauche Perioden des Schlafes, so es kann Adenosin zu entfernen und das Gehirn mit neuer Energie und Wachsamkeit notwendig, um durch die wachen Stunden.

Wie Sie snooze, passieren Sie fünf Stadien des Schlafes. In den ersten vier Stadien Sie beginnen mit einem leichten Schlaf (Stufe 1) und den Fortschritt an Tiefschlaf (Phase 4). Es wäre schwierig, Sie aufwachen, wenn Sie in Phase 4 Schlaf sind. Die fünfte Etappe ein Schlafzyklus ist REM-Schlaf oder REM-Schlaf.

Dies ist die Phase, wenn Sie Träume haben. Jeder Schlaf-Zyklus dauert zwischen einer und zwei Stunden in Anspruch, und Sie bewegen sich durch mehrere Schlaf jede Nacht Zyklen.

TECHNIKEN UND STRATEGIEN HELFEN IHNEN SCHLAF GUT

Wenn Schlaf ist Ihnen entzieht, oder du bist an Schlaflosigkeit leiden, ist es wichtig, welche Maßnahmen zu ergreifen, Sie die Anzahl der Verbesserung können, Stunden Sie schlafen und die Qualität des Schlafes, die Sie erreichen. Die besten Möglichkeiten, um nachts gut schlafen gehören leichte Anpassungen an Ihre Schlafenszeit Routine und Ihre Aktivitäten während des Tages.

(1) Schlafzimmer Umwelt

Erstellen Sie einen Schlaf-herrliche Raum in Ihrem Schlafzimmer. Entfernen Sie jeder Fernseher, Gaming-Systeme, Computer oder andere elektronische Geräte aus diesem Raum zu, und machen Sie es einen Raum, der Rest einlädt. Das Zimmer kühl, idealerweise zwischen 60 und 67 Grad zu halten. Es sollte nicht sein keinen störenden Lärm. Weißes Rauschen oder Hintergrundgeräusche wie ein Fan oder ein Wasser-Element kann hilfreich sein.

Überprüfen Sie Ihre Beleuchtung. Sie wollen völliger Dunkelheit wenn Sie versuchen zu schlafen, so hängen einige Vorhänge an jedem Fenster oder Türen, wo Licht eindringen kann. Das Endergebnis sollte eine Oase der Ruhe.

Sie müssen möglicherweise einige Anpassungen an Ihrem Bett. Sicherstellen, dass Ihre Matratze und Kissen sind komfortabel und sauber. Wenn Sie im selben Bett für 10 Jahre oder länger geschlafen habe, könnte es Zeit zu investieren in eine neue und weitere unterstützende Matratze sein. Es gibt eine Reihe von ihnen auf dem Markt entwickelt, um Verbraucher besser zu schlafen.

(2) Vor dem Schlafengehen Rituale

Sie können Ihre Chancen auf eine gute Nachtruhe durch die Einrichtung und das Festhalten an einer regelmäßigen Routine verbessern. Auch wenn Sie sich spontan und impulsiv, Ihr Körper schätzt eine Routine und antwortet darauf. Eine gute-Nacht-Zeitplan einrichten. Versuchen Sie, zu Bett gehen und zur gleichen Zeit jede Nacht, auch an den Wochenenden oder wenn Sie nicht zur Arbeit oder früh aufstehen aufwachen. Dadurch wird festgelegt, Ihre innere Uhr und Hilfe erhalten Sie in einem Muster zu regelmäßigen Zeiten schlafen.

Trainieren Sie Ihren Körper zu wissen, die vor dem Schlafengehen. Ein warmes Bad oder eine Dusche zu nehmen, oder etwas bestimmtes, das trennt Ihre Frühsonne Aktivitäten auf Ihre gute-Nacht-Aktivitäten zu tun. Eine Zeit lang lesen Sie ein Buch oder hören Sie entspannende Musik. Zur Gründung dieser Rituale wird Ihnen helfen, Übergang in den Schlaf.

(3) Meditation und Yoga

Ihre Schlafenszeit Routine könnte Yoga oder Meditation gehört. Derartige Praktiken können entspannen Sie Ihren Geist und in Übereinstimmung mit Ihrem Körper zu bringen. Eine einfache Yoga-Pose, die Sie üben können, bevor Bett flach Bein heben aufgerufen wird. Du musst einfach liegen auf dem Boden mit dem Rücken flach gedrückt. Ein Knie beugen und das andere Bein zu verlängern. Heben Sie langsam das gerade Bein in die Luft, bis es in einem Winkel von 90 Grad mit deinem Körper ist. Senken Sie es langsam wieder auf den Boden. Tun Sie dies 10 Mal mit jedem Bein und dein Geist wird ruhig bekommen, Ihre Rücken-Nacken-Muskulatur beginnt sich zu entspannen und Sie werden bereit sein, schlafen zu gehen.

Meditation muss nicht kompliziert sein. Wenn Sie bequem in Ihr Bett gelegt sind, üben Sie Bauchatmung, Sie helfen, Ihren Körper und Ihren Geist entspannen bereitet Sie besser schlafen. Legen Sie Ihre Hände auf den Bauch und tiefe Atemzüge durch die Nase. Wie Sie ausatmen, konzentrieren Sie Ihren Geist auf, dass Atem aus Ihrem Mund kommt. Wenn Sie sich auf das konzentrieren, nehmen Sie Ihren Verstand Weg Gedanken, die Sie von anderen ablenken und Sie wach zu halten. Es könnte helfen, einen friedlichen Ort vorstellen, während du atmest. Visualisieren

Sie einen ruhigen See oder einen schattigen Bergspitze und begeben Sie sich es in Ihrem Kopf.

## (4) Übung

Eine der besten Möglichkeiten, um zu schlafen ist besser um sicherzustellen, dass Sie körperlich am Ende des Tages erschöpft sind. Trainieren Sie und Ihr Körper werden bereit für den Schlaf, wenn es Zeit ist. Kräftig, Übung, die Ihr Herz-Kreislauf-Aktivität erhöht ist der beste Weg, sich selbst heraus zu tragen, aber auch leichte Übung erhalten Sie körperlich müde vor dem Schlafengehen. Tun, was Sie können, um körperliche Aktivität in Ihren Tag zu integrieren. Wenn Sie Einschränkungen, etwas einfaches wie einen 30-minütigen Spaziergang oder schwimmen Sie sanft zu tun haben. Alles, was Sie tun können, um sich selbst ein Blitz von körperlicher Aktivität während du wach bist hilft Ihnen später am Abend.

## (5) Lebensmittel für den Schlaf

Achten Sie auf Ihre Ernährung. Was Sie essen kann sich auf Ihre Fähigkeit, bequem schlafen auswirken. Es ist wichtig, schwere Speisen und üppige Mahlzeiten vor dem Schlafengehen zu vermeiden. Es gibt einige Lebensmittel, die Zutaten, mit denen Sie schlafen. Versuchen Sie diese:

•Almonds - werden sie verpackt mit Tryptophan und Magnesium, die Schlaf-Agenten bekannt sind. Sie sind gut entspannen Ihre Muskeln und Nerven-Funktionen und hilft deinem Herzen verlangsamen.

•Honey. Wenn du gehst, um mit einen gute-Nacht-Tee entspannen, verrühren sie einen Teelöffel Honig. Er erzählt Ihr Gehirn weniger wachsam sein, die Ihnen hilft, Herunterfahren und wiederum.

•Dark Schokolade. Es scheint unmöglich, zumal Milchschokolade ein Stimulans ist. Dunkler Schokolade enthält jedoch Serotonin, das Ihren Körper und Ihren Geist beruhigt.

•Bananas. Das Kalium in dieser Frucht wird Ihre Muskeln und Nerven zu entspannen. Die Nährstoffe in Bananen sind durch Ihren Körper, hilft Ihnen, bleiben Sie ruhig und bereit zum schlafen auch in Serotonin umgewandelt.

•Turkey. Sie dachte wahrscheinlich, dass Thanksgiving Nickerchen ein Produkt zu viel Kuchen war, aber die Türkei hat Tryptophan, die dann von Ihrem Körper zu Serotonin und Melatonin verarbeitet wird.

Warst du Ausbildung und Essen toll, aber noch nicht Gewicht zu verlieren so schnell, wie Sie denken, Sie sollten? Vielleicht müssen Sie zu schauen, wie viel (oder wenig) du schläfst.

Eine Hauptverbindung ist, dass wenn Sie Schlaf entzogen sind, du dich nicht ordnungsgemäße Verwertung von personal Training und anderen Trainingseinheiten gibst, und Sie die Muskeln nicht gut genug reparieren. Ein weiterer Grund ist, dass wenn Sie müde sind, Ihre persönliche Trainingseinheiten nicht so effektiv, so verlangsamt sich Ihr Fett Verlust.

# KAPITEL 8

# BAUCH FETT VERLUST TRICKS FÜR ÄLTERE FRAUEN

Frauen über 50 Jahre und oben haben tendenziell mehr Bauchfett als Männer. Es gibt bestimmte Gründe für das Auftreten eines davon als Hormone. Die Forschung zeigt, dass wenn eine Frau ihre Wechseljahre nähert, ihr Körperfett um den Bauch abgelagert bekommen. Dies ist durch ihre hormonellen Veränderungen in ihrem Körper während der Wechseljahre.

Bauch Fett Verlust für alte Frauen kann auch, wegen ihrer langsamen Stoffwechsel hart sein. Dies führt Frauen auf einen destruktiven Bauch Fett Weg, die künstlich ist. Wählen Sie statt der Suche nach den besten Bauch Fett-Verlust-Plan für Frauen 50 plus sie plastische Chirurgie oder Fettabsaugung. Diese Optionen können vorübergehend sein oder andere Teile des Körpers beeinflussen. Dies ist, warum Frauen über 50 mit natürlichen Bauch Fett Verlust gehen sollte.

Frauen mit 50 Jahre plus sollte ihre Ernährung ändern und übernehmen Übungen, die helfen, stärken ihren Stoffwechsel um mehr Kalorien zu verbrennen. Darm-Spülungen können sie um ihre Körper loswerden, überschüssiges Fett in ihrem Körper zu helfen. Ihre Ernährung als eine alte Frau muss reguliert werden, so dass Sie nicht mehr als Essen. Das Extrakt der Acai-Beere kann auch helfen, Sie zu verlieren und halten Sie das Fett ab mit wenig Übung benötigt.

Die meisten Frauen aufgeben, nachdem die ersten zwei Wochen der folgenden empfohlenen Übungen und Diät. Aufgeben, nimmt eine Abgabe auf Ihren Körper als auch Ihren Geist. Man spürte sehr enttäuscht und Sie werden denken, dass Sie ein Verlierer und Sie nicht gut sind bei der Erreichung Ihrer Ziele. Wie immer die richtige Einstellung, Durchführung von Übungen empfohlen und nach einer Diätplan, immer genug Motivation ist auch entscheidend, damit Sie auf dem richtigen Weg bleiben.

Es spielt keine Rolle, wenn Sie eine Mitgliedschaft im Fitnessstudio nicht leisten können oder wenn Sie einfach nicht, wie arbeiten Sie mit anderen Menschen. Sie können die unerwünschten Pfund fallen, die Sie haben. Auch wenn Sie gerade auf der Suche zu festigen und straffen, so dass Ihre Jeans Sie genau das richtige passen wieder, können Sie es tun. Der Schlüssel ist, das richtige Bauch Fett brennen Workout für Sie haben. Die richtig fetten brennenden Trainingseinheiten für Frauen sind Routinen, die ein ganzes Arsenal von verschiedenen Übungen bieten. Wenn Sie eine bewährte Fettverbrennung Workout-Routine verwenden werden Sie nicht nur Fett, sondern Alterung und Erschlaffung sowie zu bekämpfen. Es gibt niemanden, der einen perfekten Körper hat, dies bedeutet nicht, dass Sie keinen tollen Körper haben und auch Jahre jünger fühlen. Hier erhalten Sie einige Schritte, die Ihnen hilft, dass Körper, die Sie immer gewünscht haben

Abstand zu bekommen

Erstens ist es ratsam, einen Arzt zu sehen, vor Beginn jeder Routine-Übung für ein ärztliches Attest. Denken Sie auch daran, zum Aufwärmen und abkühlen lassen Ihre Muskeln vor und nach jeder trainieren.

Das richtige Training zu erstellen

Erstellen Sie eine entsprechende Training. Sit Ups, Crunches und Bein hebt steigern die Anzahl der Kalorien verbrennen Sie effektiv Bauchfett zu reduzieren.

Eine gute ÜbungsRoutine wäre nicht vollständig ohne die Einbeziehung der walking oder jogging. Es ist einfach, sicher und erfordert keine zusätzliche Ausrüstung. Weiter entfernt vom Eingang Parks nehmen Sie die Treppe statt den Aufzug und suchen einen Freund oder einen Hund mit zu gehen. 30 Gehminuten von 3-5 Tagen ist eine Woche eine gute Faustregel, die effektiv, dass Fett in Ihrem Bauch auswirkt. Hingabe an das Programm liefert viele Belohnungen. In wenigen Wochen wird es einen spürbaren Unterschied Sie in der Weise Optik und Haptik. Nicht immer genügend Bewegung wirkt sich nachteilig auf Ihre Gesundheit und eines der führenden Ursachen der Adipositas. Unabhängig von Ihrem Geschlecht oder Alter wird diese gute Fettverbrennung Training für Frauen Ihre Ausdauer zu erhöhen; verbessern Sie Ihre Hautstruktur und Elastizität und Jahre weg von Ihrem Körper.

Diäten mit Acai-Beere werden eine Frau Stoffwechsel anzukurbeln und ein Doppelpunkt reinigt wird helfen, ihren Körper zu befreien sich von Giftstoffen, die ihr machen einen guten dicken freien Bauch behalten. Diese Maßnahme hilft auch durch verursacht ihr, weniger hungrig sein und ihr Stoffwechsel reguliert. Doppelpunkt reinigt auch haben die zusätzlichen Vorteile ihr Blutdruck und Cholesterinspiegel zu senken.

Um maximale Bauch Fettabbau Vorteile zu erhalten, müssen Sie viel Wasser trinken und stellen Sie sicher, dass Sie die richtige Menge an Schlaf bekommen. Um natürlich Bauchfett zu verlieren, müssen Sie als Frau mindestens drei bis vier Liter Wasser pro Tag verbrauchen, wenn nicht sogar mehr. Sie sollten auch immer ein Minimum von acht Stunden erholsamer Schlaf jede Nacht. Ein weiteres paar tolle Möglichkeiten, von denen eine ältere Frau profitieren kann ist Meditation und Yoga.

Wenn es darum geht, verlieren Bauchfett Alter für Frauen 50 plus, müssen Sie entschlossen zu sein, da es keinen einfachen Weg, aber mit der richtigen Fahrplan es, eine einfache Fahrt sein kann.

# KAPITEL 9

# AUFRECHTERHALTUNG IHRER FLACHEN BAUCH

Es gibt auch einige Veränderungen im Lebensstil, die Sie für optimale Bauch Fett Verlust machen sollte

Genug Schlaf bekommen

Schlaf ist ein wichtiger Bestandteil der Fettabbau. Untersuchungen zufolge könnte bessere Schlafgewohnheiten zu erfolgreichen Fettabbau führen. Berauben Sie sich selbst von Schlaf stört Ghrelin und Leptin, die Hormone, die Ihnen helfen sind bei der Regulierung der Appetit.

Damit hat der Körper die Neigung zu frönen, schlechte Ernährung. Es wird empfohlen, etwa sieben bis acht Stunden ununterbrochen geschlafen für höheren Energie- und minimale Heißhunger zu bekommen.

Essen Sie kleine Mahlzeiten

Ernährungswissenschaftler empfehlen, dass Frauen, die Arbeiten an ihrem Fett-Verlust-Plan müssen fünf bis sechs kleine Mahlzeiten anstelle von zwei bis drei große Mahlzeiten essen. Die meisten

Frauen finden es schwer zu kleineren Teil der Mahlzeiten zu essen, wenn sie versuchen, Fett zu verlieren, aber dies ein wichtiges Konzept ist. Kleinere Portionen werden eine neue Schleudergang durch die thermische Wirkung des Essens, die führen kann zu besseren Stoffwechsel steigern.

## Kauen Sie mindestens acht Mal vor dem Schlucken

Das menschliche Gehirn Minuten bis zu 20 zu wissen, dass der Magen voll ist. Daher müssen Sie genügend Zeit nehmen, kauen und schmecken Ihre Speisen. Damit kann das Gehirn überwachen was man isst. Warten Sie, bis Sie das Essen komplett verschluckt haben, vor der Einnahme einen weiteren Bissen. Stoppen Sie die Gewohnheit, vor dem Fernseher während des Essens, denn das Gehirn wird abgelenkt und längere Zeit dauert zu erkennen, dass Sie bereits voll sind.

## Erfahren Sie, wie um zu entgiften

Fast Food und ungesunden Snacks haben in der Regel Giftstoffe, die sich mit dem kollektiven Fett im Körper. Wählen Sie Bio-Lebensmittel, denn diese sind frei von solchen Giften.

Sie müssen auch lernen, wie Sie einmal in eine Weile zu entgiften, um sicherzustellen, dass Ihr Magen und Darm eine gute Reinigung müssen

## ÜBUNGEN ZU TUN

Sobald Sie Ihre Mahlzeiten in Auftrag bekommen haben, ist es Zeit für die Ausübung der Adresse. Durch die Integration von Bewegung mit richtigen Mahlzeitpläne, helfen Sie Ihrem Körper das Gewicht schneller zu verlieren. Das Gewicht, die, das Sie verwendet, um zu tragen, werden schnell alte Nachrichten.

Bewegung ist wichtig. Übung werden Sie gesünder und fitter halten. Viele Männer betrachten Bankdrücken und Gewichte zu heben, als ihre Möglichkeit zu trainieren. Es gibt einige Möglichkeiten, die Sie gehen können, um den Verlust der Mittelteil Sag.

## SEIEN SIE FLEXIBEL IN IHREM TRAINING

Flexibel und engagiert ist, eines der größten Bauteile, Bauchfett verlieren zu können.

Hier sind ideale, flexible Trainingseinheiten um Ihnen zu helfen völlig Bauchfett loswerden und pflegen sie

(1) Schwimmen ist eine gute Möglichkeit, pflegen und Fett zu verbrennen, plus es ist Spaß. Kostenlos für eine Stunde Schwimmen und Hunderte von Kalorien zu verbrennen.

(2) auch helfen, mit sich selbst im Sport Aktivitäten eine Menge unerwünschte Fett verbrennen. Man können Spaß haben und werden zur gleichen Zeit trainieren.

(3) Walking bietet Ihnen die Macht zu verlieren Bauchfett und pflegen Ihren Bauch ab, überschüssiges Fett. Denken Sie daran, schwingen Sie Ihre Arme und halten Ihre Muskeln fest und versteckt während der gesamten Übung. Dies wird helfen, um das Fett zu verbrennen.

(4) Hantel Seite Kurven sind auch toll, den Bauchbereich erarbeiten. Schnapp dir eine Hantel in jeder Hand und arbeiten reibungslos von Seite zu Seite. Bewegen Sie im auf und ab Bewegungen.

Sie sollten Ihre Seiten brennen und arbeiten fühlen. Dies ist, dass Sie die Fettverbrennung.

(5) versuchen Sie eine Übung für Krafttraining und Cardio. Durch die Kombination dieser beides haben Sie die ideale Trainingsprogramm mit Spaß und brennende Fette.

(6) versuchen Sie Ihre Übungen kurz platzt nicht alle auf einmal. Sie können dann Ihren Körper ruhen und weiterzumachen.

(7) Beplankung ist eine großartige Möglichkeit, arbeiten mehr als die absolute halten Sie sich in einen Liegestütz-Position mit den Ellenbogen auf dem Boden. Dies kann nicht nur das abs, sondern auch Ihre Arme und Beine stärken.

(8) arbeiten Sie mehr als eine Muskelgruppe. Wenn Sie nur auf Ihre Bauchmuskeln konzentrieren, wirst du nicht die besten Ergebnisse zu erzielen. Sie können durch die Arbeit mehr als nur des abs, eine schlankere, straffer Aussehen insgesamt in kürzerer Zeit.

Viele Menschen, bevor Sie die überflüssigen Pfunde verloren haben. Die Bewegung und Ernährung Programm scheint hart, aber wenn Sie wirklich engagiert und wollen, dass extra-Fett in Ihrem Bauch zu verlieren.

Andere Tricks, die Ihren Bauch Fett Verlust-Programm motivieren

Dieses Buch wird Schatten Licht Ihnen auf wie Sie in der Lage, sich selbst zu motivieren und pflegen Ihr Bauchfett im Übermaß oder niedrig zu halten werden können.

(1) Ihren Fortschritt überwachen

Bauchfett zu verlieren ist nicht so einfach, wie Sie vielleicht denken. Es kann Ihre emotionale Entschlossenheit beeinträchtigen. Überwachung Ihrer Fortschritte helfen Ihnen, Ihren Plan nachzuverfolgen. Erstellen Sie eine einfache Tabellenkalkulation-Datei um Ihren täglichen Fortschritt aufzeichnen, oder für mehr Barrierefreiheit, Sie können aufschreiben auf einem kleinen Notebook. Sobald Sie spüren, dass Sie Weg sind, nur überprüfen Sie den Datensatz. Auch wenn Sie in den letzten drei Tagen kein einziges Pfund verloren haben, könnten Sie etwa 10 Pfund verloren haben seit dem Beginn der Bauch-Fett-Verlust-Plans.

(2) Selbst in den Spiegel schauen

Basierend auf einer Forschung veröffentlicht in International Journal of Eating Disorders, Ihr Bild im Spiegel zu sehen Ihr Outlook verbessern können und helfen Ihnen motiviert zu bleiben. Es ist auch ideal, um Ihr Spiegelbild mit positiven Worten zu sprechen.

(3) Finden Sie Freunde in der Turnhalle

Treten Sie einer Gruppe Übung und befreunden Sie Ihr Fitness-Studio-Kumpels. Mit Freunden in der Turnhalle konnte Sie zu besuchen, auch wenn Sie das Gefühl, du bist nicht in der Stimmung inspirieren. Der Schuld-Faktor kann auch hier arbeiten. Wenn jeder deinen Namen kennt, werden sie Sie Fragen, warum Sie nicht an der Übung teilnehmen. Damit können Sie sich auch mit den Menschen umgeben, die Ihnen helfen können und dienen als Ihre Support-Netzwerk.

(4) Bezahlen Sie die Mitgliedschaft im Fitnessstudio für ein Jahr

Es wird empfohlen, Ihre Mitgliedschaft im Fitnessstudio für ein Jahr zu zahlen. Warum? Wer würde nicht Gymnastik zu verpassen, denen Sie bereits bezahlt haben? Ihrem inneren billig-Skate erklärt Ihnen, dass Sie nicht die Mitgliedschaft kündigen sollte, denn es wird eine Verschwendung von Geld.

# Fazit

Ich hoffe, dass dieses Buch Sie inspiriert hat, wie man diese überschüssige Fette in Ihrem Körper reduzieren. Nachdem Sie Ihren Gesundheitszustand, zuerst mit dem Arzt überprüfen, können Sie bequem die Strategien in diesem Buch beschrieben und Sie erhalten auf jeden Fall gutes Ergebnis am Ende. Nochmals vielen Dank für Ihre Zeit durchlaufen dieses Buch voller wissen.